HOMOEOPATHIE.

ANALYSE
COMPLÈTE ET RAISONNÉE

DE LA

MATIÈRE MÉDICALE

DE

SAMUEL HAHNEMANN,

où sont exposés les principes et les conséquences de l'expérimentation homoeopathique, ainsi que la nullité de cette doctrine ;

PAR MAXIME VERNOIS,

DES HOPITAUX CIVILS DE PARIS, MEMBRE TITULAIRE DE LA SOCIÉTÉ MÉDICALE D'OBSERVATION, DE LA SOCIÉTÉ ANATOMIQUE, DE LA SOCIÉTÉ DES SCIENCES NATURELLES DE PARIS, etc.

la critique est le salut de la science.

Paris,

LIBRAIRIE DE DEVILLE CAVELLIN

ANCIENNE MAISON GABON,
10, RUE DE L'ÉCOLE-DE-MÉDECINE.

Montpellier,
LOUIS CASTEL, GRANDE RUE.

1835.

Te $\frac{134}{6}$

HOMOEOPATHIE.

ANALYSE
COMPLÈTE ET RAISONNÉE

DE LA

MATIÈRE MÉDICALE

DE

SAMUEL HAHNEMANN,

Où sont exposés les principes et les conséquences de l'expérimentation homœopathique, ainsi que la nullité de cette doctrine ;

PAR MAXIME VERNOIS,

INTERNE DES HÔPITAUX CIVILS DE PARIS, MEMBRE TITULAIRE DE LA SOCIÉTÉ MÉDICALE D'OBSERVATION, DE LA SOCIÉTÉ ANATOMIQUE, DE LA SOCIÉTÉ DES SCIENCES NATURELLES DE FRANCE, ETC.

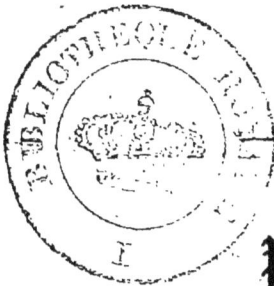

La critique est le salut de la science.

Paris,

LIBRAIRIE DE DEVILLE CAVELLIN,
ANCIENNE MAISON GABON,
10, RUE DE L'ÉCOLE-DE-MÉDECINE.

Montpellier,
LOUIS CASTEL, GRANDE RUE.

1835.

IMPRIMERIE DE E.-J. BAILLY ET COMPAGNIE,
PLACE SORBONNE, 2.

En offrant au public l'analyse d'un ouvrage sur l'homœopathie, j'ai pensé qu'il n'était pas indifférent de lui faire connaître que, je m'étais occupé pratiquement de ce système médical, et que, si ma critique était parfois sévère, elle était toujours solidement fondée.

Placé en 1834, à l'Hôpital de la Pitié, dans le service de M. le Professeur Andral, en qualité d'Élève interne, j'ai pu observer pendant une grande partie de l'année, des malades soumis à ce genre d'expérimentation. J'ai publié dans le *Journal thérapeutique* de M. Miquel (juillet 1834) un résumé des faits cliniques qui en ont été le résultat. A cette époque, la Matière médicale de Hahnemann n'avait point encore été traduite en français. Aussi, faute de meilleurs arguments, n'a-t-on pas manqué, dans les *Annales homœopathiques,* d'attaquer notre ignorance obligée, ainsi que la marche et les procédés que nous avions suivis. Et pourtant, nos malades étaient astreints au régime voulu : les *vrais* globules, et non les médicaments allopathiques administrés à un *minimum* toujours inconstant, servaient de base aux traitements. L'œuvre de Hahnemann fut promulguée. Nous l'avons étudiée, et nous nous sommes remis à l'ouvrage. Bien plus, nous avons cédé aux schismes qui se sont introduits dans l'homœopathie : le régime, par exemple, a été supprimé comme inutile. Eh bien ! je puis affirmer, *pour ma part*, que les résultats ont alors été aussi nuls et aussi insignifiants que la première fois. C'est ce qu'un second article, dans le journal de M. Miquel, démontrera bientôt.

Au reste, après la lecture de cet opuscule, il sera facile d'apercevoir que nos expériences ne pouvaient être plus concluantes qu'elles ne l'ont été, et que la thérapeutique de Hahnemann est incapable d'éclairer, en quoi que ce soit, le praticien au lit du malade.

Février 1835.

Maxime VERNOIS.

de la véritable observation , il oublie les nécessités de la lo-
gique , et, au lieu de rentrer au port , riche de découvertes
utiles et précieuses, il se brise et se perd loin de la plage, au
sein d'écueils qu'il devait éviter, et qui conserveront à peine
de son naufrage et la date et le nom.

Que reprochait Hahnemann aux anciens thérapeutistes ?
d'avoir sans cesse expérimenté leurs remèdes sur l'homme
malade, d'avoir administré plusieurs médicaments à la
fois…….., etc. « La maladie, disait-il, en modifiant la sensibi-
« lité et l'affectibilité des organes, modifie nécessairement les
« résultats de tout essai. On n'obtient ainsi qu'une thérapeu-
« tique artificielle et bâtarde, et non une thérapeutique nor-
« male. » Il crut donc qu'il fallait tout recommencer, et ne pro-
céda plus que d'après ses propres principes. Je ne rappellerai
point ici que ce fut à la suite de ces travaux qu'il découvrit
la propriété curative des substances, dans les quantités infiniment exiguës, et consécutivement l'homœopathicité de chacun de ces remèdes. Ce fut là l'erreur de son système, et c'est
ce que fera juger l'analyse de sa Matière Médicale. Quoi qu'il
en soit, et ne raisonnant que sur son premier principe, avait-
il raison d'expérimenter comme il expérimentait. Je sais que
plus d'un homme de talent partage ces idées, de nos jours;
mais pourtant, expérimenter sur l'homme sain, ne nous
donne qu'une partie du problème. L'expérimentation sur
l'homme malade, nous procure l'autre moitié. L'action du
médicament varie évidemment selon que l'on procède sur
l'un ou sur l'autre. Or, on n'expérimente généralement une
substance que dans la vue d'en tirer un usage utile, et de
l'appliquer dans la sphère de circonstances qui ont mis en évi-
dence chacune de ses propriétés. On ne saurait rigoureusement
conclure de l'homme sain à l'homme malade , et réciproquement; les recherches faites sur le premier ne peuvent donc être
applicables qu'à lui-même. Or, quel besoin est-il de soigner des
gens bien portants ? L'expérimentation sur l'homme sain,
pour en appliquer *d'une manière absolue* les résultats à

l'homme malade (et telle est la conduite de Hahnemann),
est donc elle-même entachée d'erreur, ou susceptible du
moins d'une controverse fondée.

Ce qu'il est important de connaître, c'est l'action des médicaments sur les gens malades, et *malades* surtout de telle
ou telle façon ; car chez eux seulement on emploie des remèdes, et eux seuls ont besoin d'être guéris.

Cette dernière voie d'expérimentation, entourée de toutes
les conditions qui pourraient en assurer le succès, serait donc
bien plus directement utile et rationnelle que celle de
Hahnemann.

Est-ce à dire cependant que la méthode homœopathique,
considérée sous ce rapport, soit absurde ? Non sans doute ;
mais elle n'a, et ne peut jamais avoir qu'un but d'utilité
borné. Il est possible que la connaissance de l'action d'un
médicament sur l'homme sain, dirige le médecin dans l'emploi qu'il en fera sur l'homme malade ; mais les conditions
du récipiendaire étant différentes dans les deux cas, l'action
en sera souvent très modifiée, souvent même méconnaissable.

Voulez-vous guérir *un malade ?* Etudiez *l'homme malade ;* expérimentez sur *l'homme malade ;* car les organes
d'un homme sain, sa sensibilité, ses forces diverses d'action et de réaction, ne ressemblent en rien à ce qui se passe
dans son économie souffrante, où tout alors a subi des modi-
fications nombreuses et puissantes. Cela est tellement vrai,
que tous les jours, au lit du malade, les actions physiologi-
ques d'un médicament sur l'homme sain, ou n'apparaissent
pas, ou sont exagérées à un degré qui en arrête immédia-
tement l'emploi, ou en prescrit l'usage à des doses bien plus
élevées. Que de fois le sirop diacode n'a-t-il pas produit le
sommeil ! Que de fois l'opium, à dose minime, a-t-il déterminé, ou le calme le plus parfait, ou des excitations cérébrales, et des symptômes d'empoisonnement !

Après l'exposé de ces idées générales de thérapeutique, et
de l'état dans lequel se trouvait à peu près Hahnemann quand

il s'est mis à l'œuvre, il nous sera plus facile d'apprécier les
résultats de sa doctrine, et de juger la valeur et la portée de
ses principes C'est là le point le plus important de cet exa-
men rapide ; c'est celui qu'un médecin qui *cherche à guérir*,
doit surtout étudier, quand paraît un ouvrage où tant de
remèdes spécifiques sont annoncés.

La Matière Médicale de Hahnemann (trad. de M. Jourdan)
est composée de trois gros volumes, qui n'en forment réellement qu'un seul; ils comprennent l'histoire symptomatique de soixante-quatre substances, rangées par ordre alphabétique, ainsi qu'il suit, d'après mes tables analytiques.

*Tableau du nombre de symptômes qui se déclarent chez
l'homme sain, à la suite de l'administration d'un globule
de chaque substance, d'après les expériences de Hahnemann
lui-même, ou d'après l'observation d'autres auteurs.*

(H.) indique Hahnemann.
(A. D.) — Auteurs divers.
= — Est égal à.....

Noms des substances.	Nombre de symptômes.
1° Acétate de chaux...	35. (H.) 236. (A. D.) = 271.
2° Acétate de manganèse	89. (H.) 242. (A. D.) = 331.
3° Acide muriatique.	61. (H.) 218. (A. D.) = 279.
4° Acide phosphorique.	268. (H.) 411. (A. D.) = 679.
5° Aconit.	541. (H.)
6° Aimant.	307. (Aim. artific.) 387. (Pol. S.) 459.
	(Pol. N.) (A. D.) = 1243.
7° Ambre gris......	490. (H.)
8° Angusture.	96. (H.) 203. (A. D.) = 299.
9° Argent (nitrate). ..	8. (H.) 8. (A. D.) (Métal.) 56. (H.) 167.
	(A. D.) = 239.
10° Arnica.	638. (H.)
11° Arsenic........	1068. (H.) (orpiment) 11. (H.) = 1079.
12° Asaret.	16. (H.) 254. (A. D.) = 270.

13° Belladone. . . . . . 1440. (H.)
14° Bismuth. . . . . . . 97. (A. D.)
15° Bryone. . . . . 781. (H.)
16° Camomille. . . . . 461. (H.) 33. (A. D.) = 494.
17° Camphre. . . . . . 105. (H.) 240. (A. D.) = 345.
18° Chanvre. . . . . . 330. (H.)
19° Charbon de bois. . . 720. (H.)
20° Charbon animal. . . 191. (H.)
21° Chélidoine. . . . . 28. (H.) 128. (A. D.) = 156.
22° Grande ciguë. . . . 89. (H.) 286. (A. D.) = 375.
23° Ciguë vireuse. . . . 205. (A. D.)
24° Coloquinte. . . . . 26. (H.) 224. (A. D.) = 250.
25° Coque du Levant. . . 557. (A. D.)
26° Cyclamen. . . . . 5. (H.) 197. (A. D.) = 202.
27° Digitale. . . . . . 73. (H.) 355. (A. D.) = 428.
28° Douce-amère. . . . 400. (A. D.)
29° Drosera. . . . . . 132. (H.) 155. (A. D.) = 287.
30° Eponge brûlée. . . . 156. (H.) 235. (A. D.) = 391.
31° Etain. . . . . 204. (H.) 456. (A. D.) = 660.
32° Euphraise. . . . . 37. (H.) 90. (A. D.) = 127.
33° Fer. . . . . 295. (A. D.)
34° Fève Saint-Ignace. . 795. (A. D.)
35° Gomme de Gayac. . 29. (H.) 116. (A. D.) = 245.
36° Hellébore blanc. . . 315. (H.) 401. (A. D.) 716.
37° Hellébore noir. . . . 92. (H.) 196. (A. D.) = 288.
38° Ipécacuanha. . . . 146. (H.) 87. (A. D.) = 233.
39° Jusquiame. . . . . 478. (A. D.)
40° Laurier rose. . . . 352. (A. D.)
41° Ledum. . . . . 186. (H.) 152. (A. D.) = 338.
42° Ménianthe. . . . . 28. (H.) 267. (A. D.) = 295.
43° Mercure. . . . . . 1264. (A. D.) Prépar., 227. (A. D.) = 1491.
44° Molène. . . . . . . 32. (H.) 141. (A. D.) = 173.
45° Musc. . . . . 152. (A. D.)
46° Noix vomique. . . . 1300. (A. D.)
47° Opium. . . . . . . 662. (A. D.)
48° Or (solut.). . . . . 16. (H.) 2. (A. D.) (métal.) 157. (H.) 201. (A. D.) (fulmin.) 3. (H.) = 379.
49° Pissenlit. . . . . . 264. (A. D.)
50° Poivre d'Espagne. . 275. (H.)

Noms des substances.	*Nombre de symptômes.*

51° Pomme épin.(datura)   96. (H.) 473. (A. D.) = 569.
52° Pulsatille. . . . . . . 1153. (A. D.)
53° Quinquina. . . . . . 427. (H.) 716. (A. D.) = 1143.
54° Rhubarbe. . . . . . 208. (A. D.)
55° Rhus. . . . . 976. (A. D.)
56° Rue. . . . . 26. (H.) 262. (A. D.) = 288.
57° Salsepareille. . . . . 34. (H.) 111. (A. D.) = 145.
58° Scille. . . . . 86. (H.) 202. (A. D.) = 288.
59° Semen-contrà. . . . 301. (A. D.)
60° Soufre. . . . . 755. (H.) 60. (A. D.) (vap.) 282. (H.) 16.
  (A. D.) (hyd. sulf.) 8. (A.D.) = 1121.
61° Spigélie. . . . . 130. (H.) 542. (A. D.) = 672.
62° Staphysaigre. . . . . 283. (H.) 438. (A. D.) = 721.
63° Sureau. . . . . 20. (H.) 99. (A. D.) = 119.
64° Thuya. . . . . 334. (H.) 300. (A. D.) = 634.

Les symptômes que Hahnemann rapporte à l'action des médicaments, peuvent être, jusqu'à un certain point, divisés en genres et en espèces. Les genres principaux, ceux qu'on retrouve indifféremment dans chaque chapitre, seraient :

1° Chatouillements ;
2° Douleurs ;
3° Engourdissements ;
4° Prurits ;
5° Tiraillements ;
6° Tractions ;
7° Toux ;
8° Vertiges ;
9° Vulsions.

Les espèces sont très nombreuses pour le genre *Douleurs*, par exemple, et le genre *Vertiges*.

Ainsi voici la liste par ordre alphabétique, des noms imposés par Hahnemann, à la nature essentielle de chaque dou-

leur, observée par les patients, sous l'influence des doses homœopathiques des médicaments. Elles se retrouvent sans aucun ordre apparent combinées une à une, deux à deux, jusqu'à trois à quatre sur un même point, et jusqu'à vingt à trente, dans l'action de chaque substance, isolément. Elles n'ont pas plus de spécialité pour un médicament donné, que pour un organe désigné. Ce qui constitue leur valeur symptomatique, c'est leur apparition à telle ou à telle heure du jour ou de la nuit, à telle ou à telle distance de l'instant où le globule a été administré... etc.

DOULEURS.

Affreuse.
Anxieuse.
Ardente.
Arthritique.
— de brisure.
Brûlante.
Chatouillante.
Coarctante.
Comprimante.
Constrictive.
Continue.
Contusive.
Corripiante.
— de crampe.
Crampoïde.
Cuisante.
Diductive.
Distensive.
Dysentérique.
— d'écorchure.
Enorme.
Extérieure.
Fouillante.
— de Foulure.
Fourmillante.

Furieuse.
Générale.
Glocitante.
Grande.
Grattante.
Incisive.
Indéfinissable.
Indescriptible.
Intérieure.
Intermittente.
Intolérable.
Lancinante.
Locale,
Longue.
— de luxation.
Martelante.
Mordicante.
Nocturne.
Ondulatoire.
Ostéocope.
Paralytique.
Perforante.
Picotante.
Pinçante.
Pressive.

Profonde.
Pruriteuse.
Pulsative.
Roidissante.
Repoussante.
Reptante.
Resserrante.
Rongeante.
Sécante.
Simple.
Sourde.
Spasmodique.
Stupéfiante.
Tensive.
Térébrante.
Tiraillante.
Tortillante.
Tournoyante.
Tractive.
Ulcérative.
Vibrante.
Violente.
Vulsive.

En somme, 73 espèces.

Voici le tableau analogue dressé pour le genre *vertiges*.

VERTIGES.
- De gauche à droite.
- De droite à gauche.
- De haut en bas.
- De bas en haut.
- A droite.
- A gauche.
- D'arrière en avant.
- D'avant en arrière.
- En avant.
- En arrière.
- Simple.
- Avec élancement.
- Léger.
- Fort.
- Éblouissant.
- De durée variable.
- A heures } indéterminées.
- A époques }
- Le matin.
- Le soir.
- Le jour.
- La nuit.

Les espèces sont très rares pour les autres genres qui ont, du reste, des caractères communs, à l'aide desquels on peut les rattacher aux genres principaux. Ainsi le *prurit* est quelquefois spécial, *voluptueux* par exemple, mais souvent il devient *douloureux* ou *chatouillant*, ce qui le rapproche beaucoup de la douleur et du chatouillement, et motiverait certainement la formation de quelques sous-genres. Au reste, aucun d'eux n'est aussi riche que la douleur. La nature homœopathique a épuisé toute sa fécondité pour ce genre remarquable, elle y a placé tout son amour et toute sa prédilection. Ailleurs, vous ne rencontrez que tiraillement, *grand* ou *petit*, traction, *forte* ou *faible*; espèces qui sont exactement les analogues des espèces *vulgaris, communis,* dans les classifications zoologiques.

Pour chacun de ces symptômes, il n'y a pas de position

topographique ou géographique constante ; c'est ce qui en
rend l'étude fort difficile. Ainsi, toutes les espèces de douleurs émigrent et voyagent à volonté sur tous les points du
corps, sans apparence de prédilection pour un tissu, pour
une région particulière...., etc. Tous les genres de symptômes habitent aussi volontiers le cerveau, le thorax, l'abdo-
men, les couches superficielles ou profondes de notre corps.
Les seules différences appréciables portent sur l'instant où
l'on observe, sur les différentes minutes auxquelles apparaissent ces symptômes, soit de jour, soit de nuit, soit en haut,
soit en bas, soit en avant, soit en arrière. Les variétés portent sur l'apparition d'un signe, en même temps qu'un autre,
une heure, deux heures, vingt-huit jours quelquefois après
que tel ou tel autre a disparu, que tel ou tel autre s'est dé-
claré. Sur ce point, il serait impossible de faire un tableau
analytique : les tables de Benninghausen qui précèdent la
matière médicale de Hahnemann, sont fort incomplètes. Il
faudrait ici transcrire l'œuvre en entier : c'est bien assez de
l'avoir lue.

*Rappel des principaux symptômes attribués par Hahne-
mann aux substances dont j'ai donné la liste, et pris* au
hasard *parmi tous ceux qu'il a eu la patience d'énumérer,
la crédulité d'apercevoir ou l'audace d'inventer.*

Chacun de ces symptômes est extrait textuellement de la
Matière Médicale. On verra bientôt, quelque étendues que
paraissent être les citations, quel besoin j'en avais pour rai-
sonner et pour conclure.

Acétate de chaux. Un tiraillement sensible à l'orifice de
l'urètre.
— Tiraillement dans les tubérosités des phalanges des doigts,
après vingt-huit jours.
— Après s'être baissé quelque temps, en se redressant, pe-
santeur douloureuse de la tête.

— Boutons.

— Après avoir écrit long-temps, le dos un peu voûté, violente douleur dans le dos et dans les omoplates, comme si l'on s'était donné un tour de reins.

— Crampe dans le creux de la main gauche, qui se dissipa en frottant.

— Rêves dont on ne conserve pas le souvenir ; rêves vifs, pleins de soucis et de craintes, avec érections.

— Disposition à la tristesse.

— Insomnie avant et après minuit (page 142).

Acide phosphorique. Orgelet.

— Le matin, il a de la chassie aux paupières.

— Vents incarcérés.

— Un bouton à la fesse.

— Fort prurit sur la cheville ; l'endroit rougit, en se grattant.

— Cri dans les oreilles en se mouchant (p. 164).

— Vide dans la tête, pendant trois heures (p. 175).

— Rêves de choses surprenantes, la nuit.

— Il a l'esprit obéré.

— Douleur pinçante, sur un petit point au cou.

— Élancement au bout de la langue.

Chaque dose de cet acide agit pendant plus de quinze jours dans les maladies chroniques. On l'emploie à la dose de 1 trillionième de grain par jour (p. 161).

Aconit. Regards farouches.

— Yeux sortis des orbites.

— Accès de désirs amoureux.

— Tussiculation. Toux après avoir bu.

— Coriza.

— Boutons.

— Petits coups d'aiguille dans le gras de la cuisse.

— Craquement indolent de toutes les articulations.

— Il dort assis, la tête penchée en avant.

— Envie d'uriner en se touchant le ventre (p. 215).

— Après avoir mangé, douleur tractive dans les tempes.

— Petit bouton suppurant au dessus du sourcil gauche.

— Chassie dans le coin des yeux.

— Prurit chatouilleux au bord gauche de la mâchoire infé-
rieure, qui oblige à se gratter.

— Prurit chatouilleux au bout du gland, qui oblige à se
frotter.

— Chatouillement pruriteux au bord externe de la paume
de la main gauche, qui oblige à se gratter.

— Disposition à la tristesse.

L'action de ce globule peut durer vingt-huit jours.

Acétate de manganèse. Sensation brûlante, vulsive, depuis
la région des vésicules séminales jusqu'au gland.

— Coriza.

— Faiblesse du bras.

— Coups de couteau isolés dans les os de la tempe gauche.

— Lorsqu'il émet un vent à petit bruit, étant assis, il res-
sent un élancement sourd dans la partie postérieure de
l'urètre.

— Prurit voluptueux à la couronne du gland.

— Sensation rongeante et fouillante dans l'omoplate droite.

— Lire à haute voix et parler, excitent une toux sèche.

— Le bord des muscles fessiers est douloureux.

— Il rêva que deux personnes devaient venir le lendemain;
elles vinrent en effet.

— Caractère pleureur.

— Pendant qu'on mange une pomme, envie d'uriner sur-le-
champ (page 150).

Acide muriatique. Il glisse au pied de son lit, soupire et gé-
mit en dormant.

— La langue s'atrophie.

— Prurit ardent, voluptueux au périnée, près de l'anus.

— Enrouement.

— Coriza.

— Soupirs.

— Peu à peu toutes les parties du corps deviennent noires,
le corps entier enfle, les yeux sortent de la tête, et la langue pend hors de la bouche (224).

Aimant. Vertiges et toutes ses espèces.

— Boutons.

— Le prépuce se retire derrière le gland et le laisse à nu,
ou n'en recouvre qu'une très petite partie.

— Elancement dans le gras du talon.

— Coriza.

— Pulsation au bout du pouce.

— Rêves d'incendie.

— Chaleur aux mains, après même qu'elles sont dans le lit.

— Odontalgie.

— Craquement sensible à l'oreille, dans l'articulation du
coude, pendant le mouvement.

— Eructation au bout de huit jours (p. 266).

— La chaussure comprime le dos et les côtés des orteils, et
l'ongle du gros, en marchant, comme s'il y avait des
cors. (Après dix-huit heures, p. 276.)

L'action d'un globule d'aimant peut durer au delà de
dix jours.

Ambre gris. Spasme de l'aile droite du nez.

— Fourmillement dans le nez, comme pour éternuer.

— Taches rouges sur la joue, sans nulle sensation (310).

— Roideur et relâchement des jambes (523).

Durée curative de trois semaines.

Angusture. Crampe dans l'oreille externe.

— Prurit voluptueux au bout du gland.

— Sérénité.

Un billionième d'atome a souvent une action trop forte.

Argent. La nuit, dans le lit, pour peu qu'il soulève la couverture, et qu'il se donne de l'air, froid fébrile, à la partie supérieure du corps; mais étant bien couvert, chaleur
naturelle. (Un quintillionième de grain produit cet effet.)

— Tiraillement au dessous du mamelon droit.

Arnica. Vertiges.

— Défaut de mémoire.

— Prurit au cuir chevelu qu'on apaise en grattant.

— Rétraction du nombril.

— Envie de dormir, de trop bonne heure le soir.

— Perte de l'espoir.

— Bruit en avalant (p. 579).

— Sueur rouge sur la poitrine (p. 390).

Arsenic. Violente ophthalmie.

— Paralysie des membres inférieurs.

— Deux nuits de suite, sensation en dormant, comme s'il était malade (p. 458).

— Convulsion.

— Phthisie.

— Mélancolie religieuse.

    Orpiment. Coup d'aiguille au côté droit du front.

— Coups d'épingle de dedans en dehors, dans le côté droit de la poitrine.

Asaret. Colère et méchanceté avant la toux.

— Traction dans le genou.

— Glocitation dans le jarret.

— Sensation de froid, dans le coin externe de l'œil droit, comme un souffle d'air froid.

— La pipe ne lui plaît point.

— Avortement.

— Vulsion visible et palpitation dans les muscles de la région claviculaire.

    Ce médicament s'administre par très petites parties d'une goutte obtenue à la quintillionième dilution.

Belladone. Vertiges.

— En se penchant le sang se porte vers le front.

— Douleur de crampe, à la racine du nez.

— Chute des cheveux pendant une heure.

— Enflure de la tête.

— Fourmillement au bout du nez, qui disparaît en se frottant.

— Petits élancements dans le bout du nez , à partir du soir.

— Douleur de brisement dans le gros du talon , en s'appuyant.

— Ronflement suffocant en dormant.

— Il est hors de lui, parle beaucoup de chiens.

— Gonflement du bras et du visage.

— Il dit des absurdités.

— Gestes de charlatan.

— Il déchire ses vêtemens, mord ce qui l'approche ; déchire tout , mord et crache.

— Il se jette dans l'eau.

Sur 1440 symptômes, 500 appartiennent à la tête et à la face ; et de la page 492 à la page 565, il n'est question que de chatouillemens, prurits, pincemens, douleurs de toutes les espèces et de toutes les dimensions.

Bismuth. Tiraillement autour du mamelon gauche.

— Petit tiraillement dans le talon gauche.

Bryone. Un élancement instantané dans la clavicule gauche, auquel succède une douleur simple.

— Douleur dans le trochanter.

— Scrupules , anxiété, grande mauvaise humeur.

Cyclamen. Sur 197 symptômes ; 79 appartiennent aux douleurs et aux prurits.

Fève saint Ignace. Crainte des voleurs (p. 424).

— Le rouge lui monte au visage par l'effet d'une simple contrariété.

— Plaisanteries et enfantillages.

— Il a l'air, étant assis, d'être plongé dans de profondes réflexions, et regarde fixement devant lui ; mais il ne pense cependant à rien.

Gayac. Petits élancements dans les fesses en s'asseyant.

— Chassie dans les deux coins de l'œil droit.

Hellébore blanc. Coups de couteau dans les muscles de la joue droite.

— Tiraillements dans le lobe de l'oreille.

— Efforts comme pour la formation d'une hernie inguinale.

— Toute la journée une certaine indifférence ; il se frotte le front pour coordonner ses pensées.

— Émoussement du *sensorium commune* (page 473).

Hellébore noir. Chatouillement au doigt indicateur de la main gauche, après dix heures (page 486).

Ipécacuanha. Il ne dit pas un seul mot (page 497).

Jusquiame. Il a une mine riante en sommeillant (p. 507).

— Il est fatigué et marmotte entre ses dents.

— Démence comme s'il était possédé du démon.

— Rêves absurdes.

— Tressaillement dans la cuisse droite.

Ledum. Rêves pleins de scrupules de conscience (p. 588).

Mercure. Léger chatouillement dans le creux de la main droite, au bout de cinq heures (page 68).

— Il dit des absurdités (page 89).

— En se promenant, *grande envie de prendre par le nez* les étrangers qu'il rencontre (p. 90). (Tous les signes de la syphilis.)

Musc. Hémorrhagie (page 120).

— Les hypochondriaques sont affectés par le musc (p. 120).

— (On l'emploie à un décillionième.)

Opium. Rapports au bout de cinq heures (page 206).

— Cri pitoyable en dormant (p. 219).

— Il commet des actions absurdes (p. 226).

Or. Folie ; il secoue la tête de côté et de haut en bas (p. 233).

— Odeur passagère d'eau-de-vie dans le nez (p. 234).

— Ébullition manifeste dans le sang (p. 238).

— Tiraillement sourdement lancinant (p. 245).

— Un petit élancement parcourt en zigzag et de haut en bas les muscles de la fesse droite, et se renouvelle plusieurs fois, au bout de seize heures (page 246).

plus ou *autrement* puissantes, qui auront pu amener des effets particuliers. Il décrit souvent l'état physiologique le
plus normal, comme signe artificiellement morbide.; et je
m'étonne de ne point y avoir encore rencontré ces symptômes:
vue des objets, *goût* des substances, *audition* des sons, puisque tout ce qui survient pendant le temps d'action du globule, lui est nécessairement et *fatalement* imputé. C'est de
la part de Hahnemann un oubli impardonnable, un oubli
qui pourrait anéantir sa doctrine, si elle résistait à d'autres
attaques. D'après cela, et pour être conséquent, il faut
que Hahnemann donne comme symptôme du globule premier venu les fractures, luxations et hernies de toute espèce,
qui surviendront pendant un traitement avec cedit globule;
et ceci n'est point une plaisanterie faite à plaisir. Nous trou-
vons, comme symptômes de presque tous les médicaments,
le coriza, le mal de dents, les boutons, etc. Comme symptôme de l'*arsénic*, la phthisie; de l'*asaret*, l'avortement; de
la *belladone*, la folie et la rage, etc...

Ce fut un des résultats généraux qui me frappèrent le
plus, que cette similitude dans l'action des médicaments
homœopathiques. J'avais d'abord noté les principaux, comme
vertiges, douleurs; une sensibilité toute spéciale, peut-être,
me disais-je, un *molimen* curatif, les éveille sans doute de
préférence à d'autres. Mais les analogies et les rapports s'é-
tant multipliés, ma mémoire ne suffit plus à les retenir, et
j'eus l'idée de tracer le tableau ci-joint. Je l'ai fait en conscience; il m'a coûté beaucoup de temps, et je puis répondre
de l'exactitude des propositions qu'il contient. En voici
l'explication, ainsi que les conséquences que l'on en doit tirer:

Ce tableau contient dans la première colonne transversale,
le nom de toutes les substances étudiées par Hahnemann, et
numérotées selon l'ordre où elles sont rangées dans la Matière
Médicale.

La première colonne verticale renferme l'indication de
soixante-huit symptômes principaux, qu'on rencontre le plus

généralement chez un malade , et offre la série de questions, par système d'organes, qu'on peut lui adresser.

La dernière colonne transversale comprend le nombre de fois que tous ces symptômes réunis ont été observés à la suite de l'administration de chaque substance. Ainsi, la belladone cause 6o symptômes sur les 68 qui sont indiqués dans la première colonne verticale , l'acétate de chaux 44 seulement , etc.

La dernière colonne verticale , au contraire , indique le nombre de fois qu'un même symptôme a été observé dans toute la série des 64 substances. Ainsi les *douleurs* de toute espèce ont été notées 64 fois sur l'administration de 64 substances ; les *nausées* , 6ı fois , et ainsi de suite.

Quant aux signes eux-mêmes qui occupent tout le centre du tableau , ils sont de deux sortes : l'un + signifie *oui* , l'autre O veut dire *non*.

Le moyen de se servir de ce tableau est très simple. Je suppose qu'on désire connaître une des substances qui donne lieu *à la syncope*. Le premier signe+, ou *oui*, est placé à la cinquième case ; on n'a plus qu'à chercher tout en haut, dans la première ligne transversale , quel est le nom de la substance qui correspond au n° 5 ; on voit que c'est *l'aconit*. Réciproquement quand on veut savoir les propriétés spéciales d'une substance *à priori ;* si le *fer*, par exemple , détermine des *nausées* , prenez le numéro d'inscription du fer, qui est 35 ; et à partir du mot *nausée* , comptez jusqu'à la 35ᵉ case , vous y trouverez le +, c'est-à-dire *oui*.

Ce tableau , au premier abord , semblerait donc pouvoir guider dans la pratique de l'homœopathie. Malheureusement il donnera souvent , pour ne pas dire toujours , des notions fort infidèles. En effet, s'il suffit à nous profanes, il ne sert que très indirectement aux vrais homœopathes. Et d'abord pour être complet , il devrait contenir dans ses colonnes , l'énumération de toutes les formes nosologiques auxquelles on est convenu de donner le nom de maladie , et que l'on re-

trouve à chaque pas dans Hahnemann. On conçoit que puisque les globules ont la faculté de produire autant d'effets
analogues qu'il y a d'effets morbides réels, un tableau analytique de son ouvrage devrait comprendre toute la pathologie interne et externe, avec tous ses chapitres, toutes ses
divisions et subdivisions. Ainsi, au lieu de soixante-huit
symptômes principaux, nous aurions dû inscrire sur notre
tableau, la somme de tous les symptômes morbides, connus
jusqu'à ce jour, et indiquer quel est le globule qui jouit de
la propriété d'en reproduire l'image. Ce travail était-il possible ? Avec le temps, oui sans doute. Etait-il utile ? Non. Et
pourquoi ? Parce qu'il n'aurait eu encore qu'un de ses moin-
dres caractères. Ce qu'il importe de connaître en homœopathie, ce n'est pas seulement si l'*étain,* par exemple, cause
mal aux dents, mais bien de savoir à quelle heure, à quelle
minute du jour et de la nuit, chez un homme, chez une
femme, en hiver comme en été, etc. Ce qu'il faut savoir,
après qu'on a reconnu cette douleur de dents, c'est quelle est
sa nature spéciale, et quel rang elle occupe dans les soixante-
treize espèces dont nous avons donné la table.

On comprendra donc facilement pourquoi nous n'avons
pas accordé à ce tableau une plus grande extension, et surtout
pourquoi nous n'avons pas voulu lui faire dire plus qu'il ne
disait réellement. Notre but, du reste, en le traçant, a été
tout différent de celui qu'on imaginera généralement. Nous
n'avons pas voulu servir en quoi que ce soit l'homœopathie ;
nous savions que notre travail ne pouvait y être destiné.
Nous avons voulu la combattre et la renverser avec les armes
mêmes qu'elle nous donnait contre elle.

Notre intention a été de démontrer, à l'aide de ce tableau,
que toutes les substances étudiées par Hahnemann, à quelques exceptions près, produisaient indifféremment presque
tous les symptômes principaux dont nous avons donné la
liste. Ainsi, sur 64 substances, 62 causent des étourdisse-
ments ; 64, des pesanteurs de tête ; 54, des envies de dormir,

60, des rêves agités ; 64, des douleurs de toute espèce, etc.
Il semble donc qu'on pourrait aveuglément plonger dans la
boîte aux globules, puisque tous ont à peu près des propriétés semblables. Ce raisonnement est valable pour nous qui
sommes en dehors de l'homœopathie ; mais, je le répète, il
est nul pour les vrais savants, par cette simple raison que j'ai
déjà exposée ; savoir, que les effets semblables produits, ne
surviennent point au même instant, mais le jour ou la nuit,
à telle ou à telle heure, à telle minute, depuis quelques
secondes après l'administration du globule, jusqu'à 40 et 50
jours après. De telle sorte que Hahnemann peut reconnaître
un picotement dans la paume de la main gauche, trente jours
après l'administration d'un globule d'acétate de chaux. Et
mieux encore : si plusieurs substances, d'après ce tableau, pro-
duisent huit à dix symptômes, ou le même nombre, comme on
peut le voir pour l'acétate de manganèse, la douce amère (46) ;
pour l'acide muriatique, la ciguë vireuse, la droscra (45),
ce total n'est pas composé des mêmes éléments, en sorte qu'il
n'existe aucune ressemblance réelle entre chacune de ces
substances. Et supposons, une dernière fois, que les éléments
de cette somme totale fussent identiques : en descendant à
l'analyse plus complète de leur nature intime, on verrait
qu'aucun de ces médicaments ne possède ni la même opportu-
nité, ni la même sphère, ni la même étendue d'action et
d'influence. De telle façon, qu'une infinité de combinaisons
incalculables, et que la mémoire ne saurait retenir, vont
naître à propos de l'étude de la maladie la plus simple, à
propos de l'application du premier globule. En effet, que
demandent les homœopathes ? Une ressemblance, une image,
une analogie parfaite entre les symptômes morbides réels,
et les symptômes artificiellement produits. L'ont-ils trouvée ? Je ne ferai jamais un mensonge aussi affirmatif. L'ont-ils
inventée ? Oui, sans doute ; c'est la seule réponse qu'on puisse
donner aujourd'hui, dans l'état actuel de la science homœopathique. Etant proposée une certaine série de symptômes,

Mes douleurs, quoique n'étant pas très accablantes dans la généralité, sont très multipliées et variables : elles se reproduisent souvent, s'atténuent, deviennent plus intenses. — Elles sont vagues, plus ou moins aiguës, se font ressentir avec élancements et battements ; leurs natures sont infinies ; elles errent çà et là ; les unes ressemblent à des piqûres d'aiguille, les autres à des piqûres de sangsues. — Elles me font l'effet de fourmis qui courent....; d'autres enfin sont plus matérielles.

Il y a évidemment chez moi un reste d'irritation des muscles, des nerfs et des fibres, et d'affection cutanée, scrofuleuse, rhumatismale, et peut-être aussi vénérienne..... »

Ce malade, comme on le voit, avait toutes les maladies possibles, sans pourtant en avoir aucune de réelle. — Quelle superbe observation pour un homœopathiste, si l'on s'était avisé de lui administrer un globule !

Il n'est vraiment pas d'hypocondriaque qui dise des choses plus incompréhensibles que les gens soumis aux expériences homœopathiques. Je me rappellerai toujours la phrase suivante qui fut textuellement répondue à la consultation publique de M. Émery, par un homme de cette nature. « Qu'avez-vous, mon ami ? — J'ai des démangéaisons imperceptibles par tout le corps, et une maladie de peau entre cuir et chair. »

Les pages de la Matière Médicale de Hahnemann auraient tout autant besoin de commentaires que cette réponse bizarre. Jusqu'ici je ne lui connais qu'un asile digne et convenable, c'est l'Académie des Inscriptions et Belles-Lettres. L'illustre société, chargée d'expliquer tous les idiomes et toutes les langues, comprendrait peut-être quelque chose à ce livre moderne, déjà si vieux parmi nous.

Mais il ne suffit pas sans doute d'exposer ainsi le vice d'une semblable théorie, il faut encore *démontrer* qu'il est impossible à Hahnemann de déterminer tous les résultats qu'il indique; que ses malades, avant d'être soignés, je dirais presque avant d'être *malades*, et pour se trouver en état de rendre compte de leurs sensations, auront besoin d'une éducation de mots spéciaux, et d'autant plus importants, qu'ils seraient eux-mêmes exposés aux conséquences les plus graves, s'ils se soumettaient, par exemple, à l'action d'un globule doloro-pulsatif, au lieu de celle d'un globule doloro-fouillant, etc., etc. Jamais Hahnemann, avant d'avoir fait à tous ceux qui sont susceptibles d'éprouver des douleurs un cours sur la manière de les sentir, de les classer, de les exprimer, ne pourra être sûr que la douleur lancinante, perforante, ou autre, de tel individu, ressemble à la douleur lancinante, etc., etc., de tel autre. De là il ne pourra jamais appliquer en toute assurance son globule, vomitif, colliquatif, etc.—Il s'agit encore de démontrer que Hahnemann, malgré toute l'exactitude et la minutie apparente de ses observations, n'a encore rien produit que d'incomplet, et nous a tous trompés en nous donnant des résultats aussi éloignés de la réalité et de la perfection possible.

En effet, pour analyser des sensations aussi délicates que celles qui peuvent être produites par les doses homœopathiques, pour saisir à l'instant où elles s'échappent de nos tissus, ou s'y manifestent passagèrement, ces mille *titillations lilliputiennes*, plus qu'atomistiques, il faut une concentration d'esprit, une attention si vive, que le plus habile observateur, le meilleur anatomiste de ses propres sensations, ne peut examiner à la fois qu'un seul point de son corps. Or donc, pendant ce temps, que de symptômes qui s'envolent, que de chatouillements, que de prurits, que de douleurs et d'ombres de douleurs, échappent au courageux patient! Comment, si son attention est fixée sur le fourmillement de son nez, s'apercevra-t-il du prurit de son orteil? Comment verra-t-il à la fois en avant et en arrière? Il lui faudrait avoir un œil sur chaque molécule de ses tissus, et encore je redouterais les vertiges et les bluettes qui sont si fréquents dans les produits des médicaments homœopathiques. Comment juge-

ra-t-il sainement ses sensations sous l'influence de l'hypo-
chondrie et des hallucinations nombreuses que les remèdes
eux-mêmes ont la faculté d'engendrer? C'est une doctrine
qui porte dans son sein le poison qui doit la détruire.

Mais c'est peu que l'observation soit déjà si incomplète
pendant l'état de veille; qui nous rendra compte de l'état
de sommeil? Qui veillera près du lit du malade? qui se
chargera d'étudier sur toute l'immense surface de son corps,
les actions et réactions du remède avec l'organisme? Qui me
rendra compte des mouvements du patient? qui me dira
l'heure, la minute, la seconde à laquelle il s'est endormi?
Qui me dira sur quelle oreille il a reposé? s'il a *eu de la
tendance* à se retourner de droite à gauche, ou de gauche à
droite; qui me donnera l'état de son pouls, de sa respiration?—Qui analysera les gaz susceptibles de s'échapper? Il
faudra certainement louer plus d'yeux qu'il n'y avait de
Lilliputiens sur Guliver, quand on tenta de l'enchaîner avec
des fils d'araignée.—Mais surtout il faudra découvrir notre
homme endormi. — Non, certes...., et le froid...., et les
rhumes. Laissez-le donc sous sa couverture; mais que de
pertes irréparables, que de lacunes dans les actions physio-
logiques d'un médicament? La nature peut dormir, le remède ne dort jamais. Alors, que de rougeurs fugitives, que
de mouvements microscopiques, que d'agitations fibrillaires
vont s'éteindre et disparaître sous les voiles épais dont vous
les aurez entourés. Il y a plus encore : quelles seront les
conditions d'action du remède? Comment faudra-t-il placer
le malade pour que le médicament puisse *certainement* ob-
tenir un effet libre et indépendant de toute cause étrangère
à son action pure? Les homœopathistes croient avoir posé
les bornes de l'observation : ils en sont bien éloignés. Faudra-t-il garder le repos? mais l'immobilité ralentit la circu-
lation, dispose au sommeil, et le sommeil active l'absorption.
Faudra-t-il marcher, sortir au grand air, rester enfermé
dans sa chambre, se distraire, songer à ses occupation?

Mais la marche accélère le cours des liquides et des humeurs, active la respiration. L'air extérieur peut être trop froid, trop astringent, s'opposer à l'expansion des effets thérapeutiques et les refouler profondément; causer ainsi des douleurs *profondes* et *fouillantes* au lieu de douleurs *vulsives* et *ondulatoires*. Et puis l'air de la chambre est bientôt vicié, on se prédispose aux congestions cérébrales, aux *élancements* dans *les tempes*, aux douleurs de *crampes* dans les mollets, aux prurits dans *le gras des talons*, etc.—On détermine, en un mot, plus d'effets que le médicament n'a ordre et mission d'en produire.

La méthode d'expérimentation thérapeutique de Hahnemann est donc, d'après ses principes mêmes, extrêmement incomplète, et beaucoup au dessous de la perfection, et de la plus simple exactitude qu'on pourrait demander à ses résultats; car on aura pu remarquer que je n'ai fait qu'effleurer le sujet, et qu'un esprit observateur et meilleur critique que le mien, aurait trouvé dans les œuvres de Hahnemann, matière à trois volumes, plus gros encore que les trois volumes de la nouvelle Thérapeutique allemande.

Ne soyons pas injuste cependant : que nos pensées de réforme n'exercent pas un effet rétroactif sur les œuvres produites avant leur promulgation. Jugeons Hahnemann d'après lui-même : voyons s'il a seulement apporté quelque exactitude à ses observations. Aucune : à chaque pas, lacunes immenses, ténèbres profondes ; vallons d'incertitudes et de doutes.

· — Tiraillement dans *les* tubérosités des phalanges *des* doigts !

— Le *bord* des muscles fessiers est douloureux !

— Prurit ardent, voluptueux au périnée *près* de l'anus !

· — Crampe dans le creux de la main gauche, qui se dissipa en frottant !

— Vents incarcérés !

— Un bouton à la fesse !

— Elancement dans le gras du talon ! etc., etc , etc.

Eh! docteur Hahnemann, dans quelles tubérosités, s'il vous plaît, dans les phalanges de quels doigts? Quel bord des muscles fessiers est douloureux? — Des muscles fessiers ! comme s'il n'y en avait pas trois très distincts, à droite et à gauche. Prurit, etc., *près de l'anus*..... Depuis quand ne limite-t-on pas les distances, depuis quand ne mesure-t-on pas les lignes et demi-lignes du point douloureux à l'organe important? En combien de temps se dissipa cette crampe? Des vents incarcérés, soit ; mais dans quelle portion de l'intestin? Et ce bouton, qui nous dira sa forme, sa grosseur, sa couleur, sa nature ; qui nous dira sa position géographique? On ne sait seulement pas s'il existe à droite ou à gauche. Et cet élancement dans le gras du talon? Elancement de quelle nature? Instantané, rapide, voluptueux, perforant, pinçant, rongeant, fouillant, etc., etc.

Les observations de Hahnemann sont un tissu d'inexactitudes et de résultats non concluants. J'ai passé sous silence, et à dessein, l'étude des causes qui pouvaient agir dans le sens des globules. Ainsi, beaucoup d'entre eux déterminent des chatouillements, des pincements, des picotements, des prurits. Je ferai seulement, sous forme interrogative, la question suivante : Les malades, ou gens en santé qui se sont soumis aux expériences homœopathiques, étaient-ils bien sûrs, quand ils ont éprouvé certains symptômes de la nature précitée, qu'ils ne donnaient pas alors un asile hospitalier à quelques insectes très connus, de la famille des hémiptères, ou des suceurs? Hahnemann n'a rien dit de cela, et si jamais on répète ses expériences, il est évident que pour éviter pareil reproche, il faudra prescrire un grand bain, et une visite au perruquier, comme préparatifs nécessaires à la réception des précieux et salutaires globules.

L'expérimentation homœopathique n'est pas rationnelle ; son application sera nécessairement ridicule. Disons pourquoi. Une maladie considérée dans ses résultats saisissables, d'après Hahnemann, n'est que la réunion plus ou moins bien groupée d'une certaine série de symptômes, qu'il faut à la fois, ou successivement, attaquer jusqu'à ce que tous ayant disparu, les effets ayant cessé, l'on puisse rationnellement affirmer que la cause en est éteinte. Volontiers ! Mais il faut donc, quand on est réduit à les combattre tour à tour, les combattre un à un, c'est-à-dire : un *prurit* morbide, par exemple, par un globule artificiellement pruriteux, dont la réaction médicatrice amènera plus ou moins vite la guérison. Mais si le symptôme est aussi bien circonscrit, il faut que le globule ait une puissance aussi bien déterminée, et que son introduction dans l'économie n'aille pas exciter des chatouillements, des crampes, des titillations tout à fait en dehors du *prurit* contre lequel il est dirigé. Mais où trouver un semblable globule ? Hahnemann, qui en a tant fabriqué, Hahnemann, qui, avec une goutte d'alcool, ou d'eau médicamentisée, en féconde à la fois deux à trois cents, n'a pu encore créer ce roi des globules. Ils ont tous la propriété de produire à la fois, ou successivement, jusqu'à 1491 effets artificiels distincts. L'échelle de ces symptômes est de 97 à 1491. Il faudra donc nécessairement, avant de songer à administrer un globule, trouver non plus *un seul* symptôme chez un malade, mais au moins 97 ; et dans ce cas, le globule applicable sera celui de bismuth. Il faudrait, pour bien faire, rencontrer une combinaison telle de symptômes morbides, qu'elle correspondît exactement à une combinaison semblable en forme et en nombre de symptômes artificiels attachés à un globule déterminé. Est-ce possible ? Hahnemann en doute lui-même ; car revenant malgré lui parfois à des idées raisonnables, il avoue cette insuffisance de sa thérapeutique, et recommande alors d'administrer le globule, dont les effets se rapprocheront *le plus* des effets morbides observés. En écrivant ces lignes, il n'a pas songé qu'il donnait matière à de nouvelles attaques contre sa doctrine, et qu'il justifiait ainsi les raisonnements que nous donnerons bientôt sur l'action des globules.

Mais, supposant encore cette méthode de traitement admissible, plaçons tout médecin dans les conditions où se place lui-même Hahnemann, quand il observe un malade et cherche à le guérir. (*Voir* p. 48, 1ᵉʳ vol., *Mat. méd.*) Pour traiter sept symptômes, dont les principaux étaient : douleur à l'épigastre et défaut d'appétit, il a fallu qu'il songeât aux effets de la belladone, du quinquina, du sumac vénéneux, de la pulsatille, de la bryone, de la fève Saint-Ignace, de la noix vomique, du mercure, du fer, des cantharides, c'est-à-dire à huit mille trois cent quatre-vingt-dix-huit symptômes, somme de tous ceux que peuvent produire ces médicaments, hormis encore ceux du sumac vénéneux et des cantharides, dont l'analyse n'est pas donnée dans la *Matière médicale* : après quoi Hahnemann s'est décidé pour la bryone, comme convenant le mieux *physiquement* et *moralement* !

Que de combinaisons et que de calculs quand il s'agira de vingt à trente symptômes, et tout cela pour n'avoir encore qu'un résultat approximatif !

S'il en est ainsi de la vertu des globules, on conçoit que leur application sera très difficile, sinon impossible à faire. En effet, si je n'ai que des nausées, je ne comprends pas la nécessité d'avaler un médicament qui va, soit dans la même minute, soit quelquefois trente ou quarante jours après, créer chez moi une foule de sensations, comme prurit au côté droit du frein du gland, pincement dans le jarret, froid à l'angle interne de l'œil droit, et autres dont je me passerais fort bien. L'*action pure* des médicaments homœopathiques est plus qu'une plaisanterie : c'est de l'ironie sur de grosses lèvres allemandes, c'est de la moquerie sortie d'une tête hypochondriaque ou hallucinée. Il n'existe pas de matière médicale plus obscure, plus barbouillée, plus au dessus de l'intelligence et de la raison, plus trompeuse à la fois que celle du docteur S. Hahnemann.

Ce dernier point ne sera pas difficile à prouver. En effet,

on peut ramener à un seul principe la base sur laquelle est
établie la thérapeutique de Hahnemann. Il a compulsé tous
les auteurs, anciens et modernes, qui ont écrit sur l'action
des médicaments; il a noté les résultats, vrais ou faux, bons
ou mauvais, que ces auteurs ont obtenus, comme : le quinquina guérissant la fièvre, le mercure enlevant la syphilis,
le soufre la gale, etc. Et il s'est mis à copier ces livres, en
renversant toutes ces propositions et en faisant produire aux
remèdes tous les accidents qu'ils avaient eu la vertu de combattre et d'anéantir. Ainsi, pour lui, le quinquina cause la
fièvre, le mercure et le thuya la syphilis, le soufre la gale,
etc. On concevra sans peine que Hahnemann ne pouvait agir
autrement ; il lui était impossible de s'élever contre l'expé-
rience des siècles pour quelques médicaments spéciaux,
comme le quinquina et le soufre; il ne pouvait nier leurs
propriétés curatives dans certains cas déterminés; et, traitant
la question *à posteriori*, pour les ramener à son principe
immuable, il devait écrire que le quinquina ne guérissait la
fièvre, le soufre la gale, etc., que parce qu'ils avaient la
propriété de reproduire ces maladies. Malheureusement ce
point fondamental de doctrine, tant dans sa théorie que dans
ses expérimentations, ne peut soutenir la plus simple critique. Pour le démontrer, il aurait dû, de la manière la plus
exacte, la plus rigoureuse, nous décrire l'état de la personne
sur laquelle il agissait. Rien de semblable, c'est-à-dire rien,
en fait des éléments mêmes de la science pratique de la thérapeutique, n'a été donné dans sa *Matière médicale*. On
nous annonce une fièvre intermittente, tous les symptômes
primitifs, successifs et consécutifs de la vérole, la gale, etc.,
survenus pendant l'administration d'un globule de quinquina, de mercure, de soufre, etc., etc., absolument comme
si tout cela tombait du haut des cieux; on ignore l'âge, le
sexe, les rapports sociaux, les chances d'infection directes
ou indirectes, et les causes épidémiques qui auraient pu produire ces accidents, et auxquels les malades auraient pu cer-

tainement être exposés. Ainsi je nie, et je nie positivement
qu'il puisse se développer une fièvre intermittente chez un
individu en santé, sous l'influence unique de quelques grains
de quinquina que cet individu aura avalés. Je me suis moi-
même soumis publiquement à ces expériences, à l'hôpital de
la Pitié, et je sais qu'elles ont été répétées, avec le même
insuccès, à l'hôpital du Val-de-Grâce. Ce que je récuse en
doute surtout, et ce contre quoi je m'inscris en faux, c'est
que tous les accidents possibles de la syphilis puissent se dé-
clarer, après la prise d'un globule de mercure ou de thuya,
sans que le malade se soit primitivement exposé à l'infection.
C'est ici que la théorie hahnemanienne, interrogée dans ses
résultats thérapeutiques, devient illusoire et mensongère. Je
sais bien que Hahnemann, par sa doctrine des *analogues,* et
non plus des *semblables* (*voir* les mémoires et notes qui précèdent la 1re édit. de la *Mat. méd.,* trad. par M. Jourdan),
prétendant guérir toute espèce de maladie, devait *nécessairement* trouver dans les actions infiniment multipliées de ses
globules tous les symptômes analogues de ces mêmes maladies : sans quoi, sa théorie n'eût été qu'une série d'idées
incomplètes et insuffisantes. Mais c'est tout justement à la
vue de ce vide immense qui naturellement demeure après
toute sage et vraie expérimentation, que, pour le combler,
et le combler à pleins bords, Hahnemann a trompé tout le
public médical, et a fait éclore sur le papier tous les symptômes qu'il n'avait pu produire sur lui-même ou sur les patients entretenus à ses frais. A moins, certainement, que la
vérole et toutes ses formes, que la gale et toutes les maladies
de la peau, que la pathologie, en un mot, tant interne
qu'externe, n'aient été peintes en miniature sur le verre
de ses lunettes, il n'a pu observer ce qu'il dit avoir vu.
Ou, si l'on persiste à soutenir que Hahnemann est un
homme de bonne foi, il faut nécessairement avouer qu'il
agit comme un visionnaire. Mais encore, c'est un résultat auquel on n'arrive nullement après la lecture de sa thé-

rapeutique ; car Hahnemann, au milieu de ces épouvan-
tables compilations, a prouvé qu'il avait fait beaucoup
de recherches, recherches qui supposent toujours un
esprit intelligent et lucide. Et c'est sur ce dernier point
de véracité médicale que j'attaquerai principalement toute sa
thérapeutique. En effet, Hahnemann n'ayant pu expérimenter sur lui-même l'action de tous ses globules, ou de
toute autre substance, même selon la méthode allopathique,
qu'il conseille d'employer dans son *Organon*, a emprunté
à une foule d'auteurs leurs idées et leurs résultats sur l'action de ces mêmes substances. Comme il ne nous indique
pas à quelle école ils appartiennent, d'après quelle méthode
et quels principes ils ont agi, et comme parmi eux, à moins
d'une homonymie toute fortuite et impossible, il en est que
nous savons n'avoir jamais été enrôlés sous les bannières de la
doctrine allemande, nous sommes en droit de révoquer en
doute leur autorité homœopathique, et de les ranger dans
le nombre de ceux que Hahnemann lui-même a désignés sous
le nom d'auteurs impurs, c'est-à-dire d'*auteurs* qui n'ont jamais su apprécier *comme il le falloit* l'action des médicaments, soit sur eux, soit sur leurs malades.

Voici une petite liste abrégée extraite des auteurs qu'il a
cités dans son premier volume.

Noms généralement connus. Sauvages, Mœckel, Morgagni,
Stoll, Murray, Andry, Thouret, Thomson, Larrey, Collin,
Guilbert, Buchloz, Alberti, St-Hal, Pearson, Richard.

Noms pour la plupart inconnus. Stupf, Hartlaub, Trinks,
Gross, Hartmann, Rummel, Schweickert, Jœrg, Rueckert,
Wislicenus, Gutmann, Langhammer, Schmidtmüller, Craw-
ford, Haynel, Theiner, Unzer, De Harsn, Harnisch, Franz,
Krummer, Weber, Michler, Lehmann, Zambergen, Schmüc-
ker, Delaunay, Horst, Sante, Buchave, Muench, Gmelin,
Elfes, Greding, Erharth, Baldinger, Ziegler, Albrecht,
Ackermann, Mardorf, Hasenest, Boucher, Camerarius,
Heincke, Gunther, Gersdorff, Mossdorf, Herrmann, Horn-

ment , une liste de sensations ou de symptômes , recueillis dans tous les points les plus superficiels et les plus profonds de ses organes , dont la somme s'élèvera au moins à 1000. Pour simplifier encore davantage le problème , je les réduis à 100. Ils constitueront ainsi , à eux seuls , un groupe bien déterminé, et qui, au besoin, pourra recevoir le nom d'une maladie. En face de ces importants symptômes , le médecin homœopathiste , avant d'agir, devra les parfaitement étudier dans leur forme, dans leur fréquence, dans l'instant de leur apparition , dans leurs coïncidences , etc., etc., etc..... Et, après ce travail vraiment herculéen, commencer à les abattre tous à la fois (chose impossible), ou alors les uns après les autres, en tuant d'abord le plus méchant, afin que les forces épuisées des remèdes, n'aient à s'attaquer qu'à des êtres de plus en plus débiles. Or, on ne saurait administrer au malade un second globule , qui est très souvent bien différent du premier, qu'à l'instant où l'on est assuré que l'action de celui-ci est éteinte. Le terme moyen d'action pour chaque globule est égal à 15 jours. En multipliant ce chiffre par 100, nous aurons 1500 jours , au bout desquels le malade sera guéri de ses 100 symptômes , si toutefois aucun globule n'a manqué son effet, si des complications intercurrentes ne sont pas survenues , et en supposant , ce qui n'est et ne peut pas être , que les globules n'auront produit qu'une action bien limitée, tandis qu'ils ne peuvent souvent ne pas déterminer moins de mille symptômes.

Il n'est pas difficile, en dernière analyse, de voir qu'avec la thérapeutique homœopathique, le médecin peut vous dire toujours malade, ou en d'autres termes, que la guérison réelle, n'attendant pas l'effet illusoire des remèdes, arrive naturellement et en dehors de leur action. Ainsi, Hahnemann donne pour exemple de guérison rapide et miraculeuse, celui d'une *affection psorique* (laquelle ?) qui disparut sous l'influence de globules de soufre, pris de sept jours en sept jours pendant 10 à 12 semaines. Quel miracle! Si c'était la gale , par exemple, de l'avoir fait disparaître en 96 jours ou plus ; nous la guérissons tous en 8 à 15 jours, comme on le sait.·

Serait-ce ici, pour terminer cette analyse, le lieu de dire un mot d'une action thérapeutique toute particulière des médicaments de Hahnemann, je veux parler de l'action vaporeuse de ses globules. On a pensé généralement que cette idée n'avait été dans le principe qu'une calomnie malicieuse de ses ennemis : point du tout. L'homœopathie pour se mettre au niveau du siècle, se fait aussi à la vapeur. Il ne lui manquait plus que ce privilége ; malheureusement ce n'est pas ce qui la fera avancer plus vite. Je me suis demandé tout d'abord si c'était pour sympathiser avec les fumées de nos petites maîtresses : mes prévisions n'étaient que des réalités. Les vapeurs homœopathiques devaient spécialement combattre les vapeurs féminines : l'analogie existait dans les mots, Hahnemann l'a trouvée dans les choses. En effet, quand, dans certaines circonstances, le globule lui-même semble avoir une action trop puissante, on est réduit à atténuer ses effets en administrant le remède d'une façon toute spéciale. D'abord on fait flairer le globule au malade, puis on se place à distance, jusqu'à ce que l'*aura homœopathica* devienne supportable et produise une action salutaire. J'ai fait mention ailleurs (Journal de l'Athénée des arts), de deux cas de guérison obtenus à l'aide de ce moyen. Voilà ce que dit Hahnemann lui-même : « J'ai reconnu dans ces dernières « années que le *rhus* est le meilleur spécifique contre les suites « souvent mortelles des efforts musculaires et des contusions. « En pareil cas, on guérit le malade comme par enchantement, « en lui *faisant flairer* une seule fois un gros globule imprégné « gné de la trentième dilution (tom. 3ᵉ, pag. 469). » La *rhubarbe* est encore un des médicaments que Hahnemann conseille d'employer à la vapeur. Si des médecins français à Paris n'avaient pas colporté de semblables faits, s'ils ne répétaient pas dans le monde des succès soi-disant obtenus ainsi, nous n'aurions rien dit de l'application ridicule d'une méthode ridicule elle-même. C'est évidemment quintessencier l'homœopathie, et Hahnemann seul est capable d'apprécier l'atome infiniment divisé qui en demeure. Il suffira d'une seule réflexion pour montrer l'inconséquence des homœopathistes, quand ils agissent de cette manière ; et combien la plupart d'entre eux ignorent même les principes de la doctrine qu'ils prétendent avoir mission de propager, comme si nous étions encore au temps des apostolats et du saint-simonisme!....

En effet, quelle est la loi principale de la médecine de Hahnemann ? C'est que plus une substance est divisée, plus son action sur l'économie est puissante : tel est le sujet capital de la guerre qu'il fait aux thérapeutiques anciens et modernes. Conséquemment, d'après ces bases, l'homœopathie *à la vapeur* sera un remède plus actif que l'homœopathie matérielle, ou par les globules; car chacun sait que la vaporisation d'une substance facilite la division de ses molécules. Or, dans quels cas voyons-nous cette espèce de médication employée par les homœopathistes ? Dans le cas où les globules ingérés ont une vertu perturbatrice trop intense ; que devrait donc faire alors la doctrine ? Evidemment, descendre à l'usage de dilutions inférieures ; car ainsi seulement elle atténuerait les effets du remède ; ainsi seulement elle ne s'exposerait pas à agir avec ses globules dans le sens délétère de la maladie, ou du médicament allopathique précédemment administré. Il en est tout autrement. Oublieuse de ses propres principes, l'homœopathie à la vapeur, devient dans son mode d'application un non-sens, et une contradiction que la théorie réformatrice ne saurait expliquer.

Je ne puis passer outre, sans parler de l'action des globules, et sans examiner rapidement leur degré de force et de vertu. Hahnemann se place toujours sur le terrain de la divisibilité infinie de la matière, et ne s'aperçoit pas qu'il est dans un cercle vicieux quand il s'appuie sur elle pour démontrer l'action des quantités insaisissables de ses médicaments.

« Est-ce que la division d'une substance, dit-il, quelque loin
« qu'on la porte, peut produire autre chose que les parties
« d'un tout ? La fit-on aller jusqu'aux limites de l'infini, est-ce
« qu'il ne resterait point encore quelque chose, quelque chose
« d'essentiel, une portion du tout, si minime qu'on pût l'ima-
« giner ?» Soit ; mais à part la chimie qu'il n'est plus possible de faire ou de comprendre avec un pareil système, ce
n'est pas là certainement le point en litige. Ce que l'on n'ac-
corde pas à Hahnemann, c'est l'action de cette fraction si minime du tout. Ainsi, la nutrition chez l'homme résulte de la
préhension d'une certaine dose d'alimens. Pourrait-on soutenir qu'elle eût encore lieu, si l'on soumettait un patient à
ne prendre que des atomes de substance alimentaire ? L'effet
nutritif serait aussi imperceptible, ou mieux aussi nul dans ce
cas, que l'est réellement l'effet physiologique ou médical des
doses homœopathiques. En vain a-t-on imprimé qu'un phar-
macien avait pu reconnaître par l'art, des principes de médicaments dans les globules de Hahnemann. J'ignore sur quelle
masse énorme il a opéré ; mais il ne s'agit que de la vertu
médicatrice d'un globule à la fois ; et je défie le plus habile
chimiste d'inventer un réactif qui puisse lui faire reconnaître
l'acide prussique dans un globule de cette substance à la
5oᵉ dilution. Ainsi donc, l'on est plus qu'en droit de renier
l'action de la pharmacie homœopathique ; et l'on n'a rien dit
pour soutenir cette opinion, quand on a avancé que la matière était divisible à l'infini, et que les globules *pouvaient*
contenir encore (*virtualiter*, comme l'eussent dit les onto-
logistes) quelques parcelles du principe médicamenteux.
Jamais un globule, quelle que soit sa dilution, pris même à
la vapeur, ne produira des émanations assez salutaires pour
déterminer dans le corps des effets dynamiques, puissants
à ce degré, qu'ils guérissent ou déclarent une maladie.
Fourcroy prenait la thridace par cuillerée à bouche : on
pourrait avaler les globules par douzaines et par centaines,

sans éprouver d'autres sensations que celles qui nous sont apportées par la vie elle-même.

Au surplus, s'il y avait quelque chose de réel dans l'action des médicaments *à la vapeur*, cette action ne serait-elle donc pas sans cesse combattue et contre-balancée par celle de tous les corps qui nous environnent ? Si des vapeurs salutaires peuvent s'échapper des globules de Hahnemann, ne s'en échappera-t-il pas davantage, aux mêmes doses, à des doses même encore bien plus minimes, et par conséquent dont l'action sera plus puissante, de tous les corps chimiques, liquides, solides, ou fluides élastiques qui nous entourent, et sont en contact plus ou moins intime avec nous ? Tous ces corps, à peu d'exceptions près, ont une évaporation insensible, dont les miasmes permicroscopiques, et peratomistiques, agissent et réagissent sans cesse les uns sur les autres, en nous comprenant dans la sphère de leurs influences. De telle sorte, que l'homœopathie à la vapeur, telle que la conseille Hahnemann, est aussi vieille que le monde, et n'a pu encore empêcher tous nos ancêtres de mourir. C'est une médecine qui agit en dehors de notre volonté ; c'est une puissance qui doit sans cesse neutraliser les effets de l'homœopathie artificielle que Hahnemann voudrait élever aujourd'hui, et dont il cherche à s'attribuer l'honneur. En somme, l'homœopathie à la vapeur, considérée comme application thérapeutique, est d'un effet entièrement illusoire, et n'est propre qu'à servir l'ignorance et le charlatanisme. Des femmes du grand monde, des petites maîtresses dont la sottise est le moindre des défauts, pourront publier dans leurs salons, qu'elles ont été guéries de maladies fort graves, par les vapeurs homœopathiques : cela importe peu à la médecine. Ce n'est point dans les bavardages et dans les causeries des salons qu'elle va chercher ses annales, et ce n'est pas surtout à l'homœopathie qu'elle les demande ou les emprunte !

Un dernier point me reste à examiner dans l'action thérapeutique de l'homœopathie : c'est celle des médicaments anti-

dotiques. En allopathie, rien de plus naturel qu'un antidote.
C'est une substance douée de propriétés diamétralement
opposées à certaines autres propriétés d'un autre médicament
déterminé. On ne saurait nier que la théorie de l'antidotisme
n'appartienne nécessairement à l'allopathie ou à l'énanthio-
pathie : or, elle est imprimée aussi en grosses lettres dans
l'homœopathie. Qu'est-ce donc , et que peut être réellement
un antidote dans cette doctrine ? Un médicament qui a la propriété *fatale* de reproduire artificiellement *tous* les symptômes
qu'une autre substance, également homœopathique , qui a pu
déterminer primitivement, et par suite de son application doit
en détruire les fâcheux effets. Ainsi, le soufre donne lieu à
1121 symptômes bien distincts : il faut trouver un globule
qui les reproduise tous , et avec la ressemblance la plus parfaite. Quel est son antidote ? Le camphre. Pauvre globule !
qui n'éveille que la somme minime de 350 symptômes. Habne-
mann a ainsi taillé tous ses médicaments antidotiques. Com-
prenez maintenant , si vous le pouvez, et l'antidotisme , et la
doctrine. Il est évident qu'il ne pouvait en arriver autrement.
Abandonner la théorie, ou donner à l'antidotisme de nouveaux
caractères médicaux , était également impraticable. Habne-
mann a cru son système une science. Il a pensé qu'on pouvait
y parler le langage des autres sciences , et il est devenu alors
incompréhensible, au sein même de ses conceptions et de ses
utopies thérapeutiques. La raison devient une langue étrangère dans le cerveau d'un fou. Ce sont de ces retours impuis-
sants et tardifs qui n'empêchent nullement de caractériser la
maladie, et qui mieux même en arrêtent le point de départ.
Au sein de la démence , il faut bien pouvoir reconnaître la
trace primitive de l'organisation raisonnable de l'homme. Si
Hahnemann a si mal construit ses médicaments antidotiques,
c'est qu'il n'a point osé les écrire, comme ca théorie les lui
donnait. En effet, deux médicaments homœopathiques , qui
produiront exactement les mêmes symptômes , en nom-
bres et en formes diverses , seront plus qu'*analogues* , ils

seront *semblables* : les deux chapitres qui en traiteront
seront *littéralement* les mêmes. Les deux n'en feront qu'un :
ce qui conduit à cette proposition inévitable, que chaque
globule sera son propre antidote, son antidote né. Si Hahnemann a pu penser cela, certes il n'a pas dû l'écrire.

Démontrer l'insuffisance, l'inutilité, et souvent le danger
d'une pareille doctrine, serait en dehors de cette analyse de
la Matière Médicale de Hahnemann. Ce n'est plus du reste
une question, et l'on pourrait facilement la déduire des con-
sidérations dans lesquelles nous sommes entré, à ce sujet.
Après des faits aussi accablants, il y aurait peut-être de la
cruauté à pousser plus loin l'analyse et la critique. Quand un
ennemi est suffisamment vaincu, il est inutile de le réduire
jusque dans ses derniers retranchements, et de lui ravir une
vie qu'il pourra sans doute mieux utiliser un jour. Ce n'est
point pour Hahnemann que nous parlons ainsi : sa carrière
est terminée ; sa doctrine a eu tout le retentissement qu'elle
pouvait avoir ; elle a eu tous les honneurs de l'ovation. On
a parlé partout de l'homœopathie ; on s'en est occupé dans
les académies, dans les leçons des écoles, dans diverses cliniques ; son nom même, ainsi que ses vapeurs, ont pénétré jusque dans le boudoir de nos petites maîtresses. Qu'elle se
réjouisse de ces succès usurpés, et qu'elle s'en contente à la
fois ; qu'elle disparaisse du monde savant, je ne dirai pas avec
toute sa gloire, mais avec toute l'adresse qu'elle a mise pour
y parvenir, si elle ne veut pas tomber rapidement dans le
discrédit et le ridicule, que sa pauvreté intime, que sa mi-
sère cachée et son impuissance essentielle jeteraient infailli-
blement sur ses œuvres. Que les homœopathistes, s'il en est
encore, que des phrases allemandes, que des mots vides de
sens et de raison, avaient d'abord séduits, lisent et méditent
la *Bible* qu'on veut leur imposer, et qu'ils songent s'ils auront le courage de la défendre et de lui obéir. Y demeurer
attaché, serait plutôt un acte de conviction et de foi non
raisonnées, qu'un acte sage et digne d'approbation. Le mot

de charlatanisme est aujourd'hui sur les lèvres de bien des gens; on a même fait déjà des rapprochements hostiles : la franchise est la première qualité d'un médecin : il n'y a pas de honte à déserter un système qu'on avait cru bon au début, quand une analyse profonde et raisonnée de ses principes en a démontré l'insuffisance et le danger. Il y a charlatanisme au contraire, petitesse et pauvreté d'esprit à soutenir et à exploiter des idées que le raisonnement le plus vulgaire et le plus superficiel nous prouve être marquées du sceau de l'erreur. Et d'ailleurs, le schisme et l'anarchie déchirent déjà le sein de cette doctrine. Hahnemann ébranlé, vaincu, change la théorie des *semblables* en théorie des *analogues*; Gayrard, audacieux, renonce au régime ordonné par son maître; et Curie (*Journal des Débats*, février 1854), l'élève du *Progrès* et de l'*Avenir*, pressent qu'on devra bientôt abandonner, ou pressamment modifier les doses homœopathiques. Ainsi, partout la déroute est complète; et le salut ne repose que sur une résistance désespérée.

Le règne de l'homœopathie nous semble donc passé; le livre sur lequel elle avait fondé tout son honneur et toute sa réputation, est celui qui la conduira au tombeau. Jusqu'ici, elle ne s'était exprimée que vaguement; et les principes tracés dans l'*Organon, de guérir* laissaient encore du doute dans l'esprit de l'observateur. Comment a-t-elle pu déchirer le voile qui cachait tant d'imperfections ! Toute idée spéculative que la critique ébranle et renverse sort à l'instant du domaine de la science et de la vérité; ce n'est plus alors qu'une duperie et une duperie calculée, ou un mensonge absurdement défendu; dignes tous deux d'être flétris et stigmatisés. Nous serons récompensé de notre travail, si cette analyse de la Matière Médicale de Hahnemann peut dessiller les yeux de ses partisans et éclairer tous ceux qui seraient à l'avenir tentés de faire de l'homœopathie.

FIN.